EMPHYSÈME GÉNÉRALISÉ

DE CAUSE INTERNE

EMPHYSÈME GÉNÉRALISÉ

DE CAUSE INTERNE

(DÉCHIRURE PULMONAIRE)

PAR

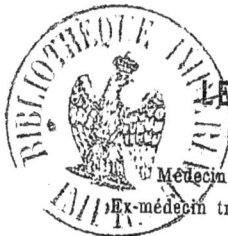

LE Dʳ ANTOINE FAVRE.

Ancien interne des hôpitaux,
Médecin de l'administration du chemin de fer,
Ex-médecin traitant auxiliaire à l'hôpital militaire de Lyon
en 1855 - 56 - 59 - 60 et 61 ,
Membre de la Société des sciences médicales.

LYON

IMPRIMERIE D'AIMÉ VINGTRINIER

Rue Belle-Cordière, 14

1865

EMPHYSÈME GÉNÉRALISÉ

DE CAUSE INTERNE

(DÉCHIRURE PULMONAIRE)

L'emphysème sous-cutané non traumatique est un accident extrêmement rare ; il a été si rarement observé que
la plupart des traités classiques ne lui accordent pas même
une simple mention. C'est en vain que j'ai cherché à guider
ma pratique d'après les conseils des maîtres dans le cas
dont je vais rapporter l'histoire : Valleix , édité par
MM. Lorain et Raclé, 4ᵉ édition ; Durand-Fardel, *Traité
des maladies des vieillards*, Rilliet et Barthez, 2ᵉ édition,
n'ont pu me fournir aucun renseignement. J'ai trouvé
plus tard dans les *Archives de médecine*, 1862, et dans les
Actes de la Société médicale des hôpitaux de Paris, 6ᵉ *fas-
cicule* 1864 , un mémoire très-important de M. H. Roger,
qui résume avec une grande autorité l'état de la science
au sujet de l'emphysème généralisé. Tous les cas d'emphysème rapportés par les recueils périodiques depuis
plus de vingt ans sont rappelés dans ce travail ; mais la
partie essentielle du mémoire est constituée par dix-neuf
observations d'emphysème généralisé, observé chez des
enfants en bas âge.

Le cas dont je fais connaître l'observation offre une certaine analogie avec ces faits ; il me paraît toutefois se rapprocher davantage du cas observé sur le cheval par M. Auginiard et rapporté par MM. Bouley et Reynal dans leur *Dictionnaire de médecine vétérinaire.* L'observation nécroscopique a fourni à M. Roger une explication du mode de production de l'emphysème, qui semble infirmer celle que j'ai cru pouvoir donner d'après l'examen clinique de mon malade avant que je n'eusse pu connaître les belles recherches du savant médecin de l'hôpital des Enfants. Je livre mon observation telle qu'elle a été recueillie, jour par jour. Quant aux explications, elles sont nécessairement conjecturales... Je me réjouis de ce que mon observation n'est pas *complète* au point de vue scientifique.

OBSERVATION.

Le 13 décembre, à minuit, je suis appelé auprès de Capiod, rue de Chabrol, 100, à la Guillotière, quartier de la Mouche. Les personnes qui m'accompagnent me disent que cet homme est arrivé chez lui à neuf heures du soir couvert de boue, chancelant, pouvant à peine se faire comprendre, réclamant du secours et disant qu'il allait mourir. L'on me dit qu'il n'est pas reconnaissable et qu'il a la face et le cou *très-enflés.* Quand je m'approche de lui, je suis frappé de la tuméfaction considérable, sans changement de couleur à la peau, que présentent le cou, le menton, la partie inférieure des joues, surtout de la droite. Je porte

la main vers l'angle de la mâchoire à droite, et je sens
sous les doigts une crépitation particulière qui m'indique
que cette tuméfaction est due à la présence d'un gaz dans
le tissu cellulaire sous-cutané. La respiration est fréquente; il existe un râle trachéal très-prononcé. Le malade
ne peut pas expectorer ; il éprouve une anxiété précordiale
très-grande. Le timbre de la voix est altéré, comme na-
sonné. Une vive douleur siège derrière le sternum. Ma
première idée est que cet homme, après les libations
accoutumées d'un jour de paie, doit avoir trouvé dans une
rixe une fracture de côte, une plaie pénétrante, enfin une
déchirure du poumon de cause externe. Je cherche malgré
ses dénégations, je ne trouve rien. Rien dans l'arrière-
bouche ne peut rendre compte de la gêne extrême de la
respiration. La peau de la poitrine, des épaules est aussi
soulevée par l'emphysème.

L'auscultation est difficile à cause de l'état général du
malade, à qui je ne puis qu'avec peine faire changer de
position. Il se produit un premier bruit de crépitation
analogue à celui du début de la pneumonie aiguë, qui est
dû à l'air extravasé et dont je ne puis me débarrasser qu'au
bout de quelques minutes. J'entends enfin en avant, au
niveau de la troisième côte, près du sternum, dans une
étendue de 5 à 6 centimètres carrés, un râle sous-crépitant tel que celui qui se produit dans les hémoptysies. En
arrière, dans les points correspondants, j'entends le même
bruit. Enfin le malade peut expectorer, il rend plusieurs
crachats hémoptoïques. Le pouls est à 100, régulier ; rien
de particulier du côté du cœur. Il y a eu évidemment chez

cet homme une déchirure pulmonaire et une fistule communiquant avec le médiastin. Je tâcherai plus loin d'expliquer l'existence de ces diverses lésions. Des renseignements qui me sont fournis il résulte qu'il toussait depuis quelques jours ; il est habituellement bien portant.

Je crois remplir une indication pressante en pratiquant une large saignée, dont je n'arrète le jet que sous l'imminence de la syncope.

Prescription. — Sinapismes. Coton aux extrémités inférieures. Potion avec un gramme de teinture de digitale et 4 grammes d'oxyde blanc d'antimoine.

Le lendemain 14, à huit heures, je trouve mon malade un peu mieux. J'apprends qu'il a éprouvé un grand soulagement quelques heures après la saignée ; il rend plus facilement des crachats hémoptoïques. La toux est fréquente.

Prescription. — Potion avec 1 gr. d'ergotine, 30 gr. de sirop diacode, alternée avec potion 4 gr. d'oxyde blanc d'antimoine. Lavement purgatif. Sinapismes.

Je revois le malade à quatre heures du soir ; l'emphysème paraît avoir augmenté, le cou est très-tendu, la partie supérieure des joues et les paupières inférieures sont envahies ; les épaules et les bras, la paroi abdominale, les lombes et les bourses sont aussi insufflées.

Le 15 (3e jour), légère amélioration. Pouls à 100. Respiration plus facile. La quantité de sang diminue dans les crachats. La quantité d'air épanché ne paraît pas avoir augmenté, mais l'emphysème s'est étendu aux cuisses, aux avant-bras, aux fosses temporales, aux paupières supérieures ; les bourses ont acquis le volume d'une tête de fœtus à terme, la peau de la verge est aussi insufflée, et c'est là justement ce qui préoccupe le plus le malade et l'assistance.

Prescription. — Potion avec 1 gr. d'ergotine, 30 gr. de sirop diacode alternée avec potion avec oxyde blanc d'antimoine, 4 grammes. Bouillon froid.

16 décembre (4e jour). Le sang a diminué dans les crachats. Pouls à 104. Les paupières sont tellement insufflées que leur occlusion est complète. Augmentation du volume des bourses.

Prescription. — Potion, ergotine, 1 gr. ; potion oxyde blanc, 4 gr., alternées.

L'auscultation est très-difficile. Aux endroits que j'ai indiqués le bruit respiratoire est plus rude. J'entends à droite en haut, en avant et en arrière un peu de râle sibilant, quelques bulles de râle muqueux ; il me semble aussi qu'en cet endroit il existe une résonnance plus grande de la voix et de la toux.

Le 17 (5e jour). Je vois le malade avec mon collègue, le docteur Crestin. Même état que la veille, sauf qu'il n'existe presque plus de sang dans les crachats. Pouls à 104. Le malade a très-peu dormi ; il paraît très-incommodé par l'épaisse couche d'air qui occupe tout le tissu cellulaire sous-cutané, le cuir chevelu, les oreilles, le nez, les doigts et les pieds exceptés.

18 décembre (6e jour). Je ne trouve plus de sang dans les crachats, l'état de la poitrine paraît bon, mais l'anxiété du malade est extrême ; il n'a pas dormi, la fièvre a aug-

menté, le pouls est à 116. Il est évident que la cause de la fièvre et des phénomènes nerveux dont se plaint le malade réside dans le corps étranger qui a pénétré le tissu cellulaire dans une si grande étendue, qui tient la peau éloignée de ses rapports normaux. Il me paraît certain que les troubles circulatoires et nerveux dont je vois s'accroître les manifestations peuvent avoir, avant peu de jours, une terminaison funeste. Il me paraît rationnel de donner issue à cette vaste collection d'air dont la quantité me semble être restée dans un état stationnaire depuis le deuxième jour de la maladie. La seule contre-indication qui se présente est celle-ci : l'évacuation d'une certaine quantité d'air, en diminuant la pression extra-pulmonaire qui s'exerce sur la fistule, ne favorisera-t-elle pas le déplacement du caillot qui, sans doute, en bouche l'ouverture ? et n'aurai-je pas à redouter le passage dans le médiastin et de là sous la peau d'une nouvelle quantité d'air ? Ne se produira-t-il pas une nouvelle hémorrhagie ? Mais la toux a diminué ; je puis remplacer par un bandage de corps la pression exercée par l'emphysème, et d'ailleurs la ponction avec le trocart, devrait-elle être pratiquée plusieurs fois, ne présente aucun danger. J'ai recours à une consultation.

Le 19 (7e jour), je prie mes collègues, les docteurs Crestin et Bergeron, de me prêter l'appui de leurs conseils et de leur assistance. J'expose devant eux les considérations qui précèdent. Ils approuvent la ponction. Le malade est dans un état d'anxiété extrême, le pouls est à 120, la respiration est fréquente ; la peau est extrêmement

tendue à la face, au cou, aux épaules, à la poitrine, surtout du côté droit, la saillie du menton n'existe pas. La
peau est éloignée des muscles, au cou de 4 à 5 centimètres,
aux épaules de 4 centimètres, au thorax de 3 à 4, aux
cuisses de 3, etc. Un pli est fait à la peau, au-dessous du
sein droit, au niveau de la 8e côte, et c'est à la base de ce
pli que je fais une *ponction* à l'aide d'un trocart à hydro-
cèle. L'air s'échappe en sifflant. Une compression métho-
dique exercée sur la poitrine en favorise la sortie ; il est
complètement inodore. Il en est à peine sorti une quantité
que nous évaluons à trois litres, que le malade éprouve une
lipothymie, je bouche immédiatement l'ouverture du trocart. Le pouls est à peine perceptible ; en un instant le
patient est couvert de sueur. Bientôt le pouls reparait à
la radiale, et le malade se dit très-soulagé. La petite plaie
est recouverte de taffetas d'Angleterre, et nous laissons
le malade vingt minutes après en assez bon état. Le pouls
est à 80.

20 décembre (8e jour). Capiod a un peu dormi cette nuit;
il prend quelques aliments légers. La respiration est plus
facile ; il n'existe pas de point douloureux. L'auscultation
ne me révèle aucun bruit anormal, si ce n'est un peu de
rudesse du bruit respiratoire en haut et à droite. Je trouve
un peu de sang dans les crachats.

Potion avec oxyde blanc d'antimoine, 4 grammes.

21 décembre (9e jour). La nuit a été très-froide, le malade a beaucoup toussé, il a été très-agité. Le pouls est
à 92. Nous faisons, le docteur Reboul, de Valence, et moi,
l'auscultation avec plus de soin qu'il n'a été possible

de le faire jusqu'à présent, le malade pouvant, sans en être incommodé, demeurer longtemps assis, et nous trouvons aux points que j'ai déjà signalés un ronchus assez prononcé et une résonnance marquée de la voix, quelques râles sibilants disséminés des deux côtés.

Potion kermétisée.

L'emphysème paraît stationnaire; mais afin de conserver une juste idée du travail de résorption qui doit se faire, je prends la mesure des diverses parties qui sont envahies (1).

Ce travail de résorption est bien lent au gré du malade et au mien. La première ponction ayant été suivie d'un soulagement très-grand, je me décide à en faire une deu-

(1) Face................... 0,52 centimètres.
Cou.................... 0,40 —
Thorax sous les aisselles. 0,96 —
Au niveau de l'épigastre. 0,90 —
Abdomen. .... 0,93 —
Bras droit .... 0,30 —
Poignet droit .... 0,18 —
Bras gauche .... 0,28 —
Poignet gauche........ 0,18 —
Cuisse droite .... 0,46 —
Mollet droit.......... 0,33 —
Cuisse gauche........ 0,48 —
Mollet gauche........ 0,35 —
Bourses au maximum de tension.

xième (2) le 23 (11e jour). — Cette *ponction* est faite en présence du docteur Crestin, à côté de la première, et cette fois nous recueillons le gaz sous l'eau distillée dans des flacons à l'émeri. Les difficultés que nous éprouvons pour ajuster notre appareil, composé d'un manchon en caoutchouc, d'un tube de verre recourbé, d'une planchette percée de trous et d'une cuvette improvisée nous font perdre une grande quantité de gaz. Nous en recueillons à peine un litre, et trois décilitres seulement, contenus en deux flacons, peuvent être soumis à l'analyse ; le reste, contenu dans un grand flacon, a été mélangé d'air atmosphérique. Cette ponction nous paraît avoir donné issue à trois ou quatre litres de gaz. Le malade n'a éprouvé au-

(2) Mensuration avant la ponction (23 décembre) :

Face sous le nez	0,50	centimètres.
Cou	0,37	—
Tronc sous les aisselles	0,96	—
Au niveau de l'épigastre,	0,90	—
Ventre	0,83	—
Bras droit	0,34	—
Poignet droit	0,18	—
Bras gauche	0,30	—
Poignet gauche	0,18	—
Cuisse droite	0,43	—
Mollet droit	0,31	—
Cuisse gauche	0,46	—
Mollet gauche	0,33	—

cun malaise cette fois (3). Le pouls est comme avant l'opération, à 96. Les fonctions digestives se réveillent. Le sommeil est meilleur, la toux peu fréquente arrive quelquefois par quintes.

L'état général du malade s'est amélioré d'une manière très-sensible (4).

Le 24 décembre (12e jour), je vois le malade avec le docteur P. Meynet, médecin de l'Hôtel-Dieu, qui l'exa-

(3) Le gaz, analysé par M. Vial, pharmacien, au laboratoire de l'Ecole de médecine, a donné pour 100 parties 89 parties d'azote et 11 parties d'oxygène et des traces seulement d'acide carbonique. Il aurait été nécessaire, pour connaître la proportion de l'acide carbonique, dont l'eau dissout son volume, de recueillir le gaz sous le mercure.

(4) Mensuration après la ponction du 23 décembre :

Face sous le nez............	0,49	centimètres
Cou.................	0,36	—
Tronc sous les aisselles..	0,95	—
Au niveau de l'épigastre.	0.85	—
Ventre	0,83	—
Bras droit............	0,37	—
Poignet droit............	0,18	—
Bras gauche...........	0,33	—
Poignet gauche........	0,18	—
Cuisse droite...........	0,45	—
Mollet droit............	0,32	—
Cuisse gauche..........	0,47	—
Mollet gauche...........	0,34	—

Les bourses ont un peu diminué de volume.

mine avec le plus grand soin, trouve aux endroits que j'ai
signalés : bruit expiratoire prolongé, râle ronflant, râle
sous-crépitant, résonnance marquée de la voix, et exprime
la crainte qu'il n'existe des tubercules au sommet droit,
et que cette lésion n'ait été le point de départ des acci-
dents que nous avons observés. Le docteur Crestin avait
aussi pensé qu'une altération profonde du tissu pulmonaire pouvait seule rendre compte de cette maladie. Le
pouls est à 92. Même état que la veille.

Prescription. — Potion kermétisée.

Le 27 décembre (15e jour). L'air a disparu de la face,
des fosses temporales ; il en reste encore au cou, les au-
tres parties du corps ont diminué d'une manière très-
sensible, et notamment les bourses. L'appétit est bon, la
digestion facile. Le sommeil n'est troublé que par de rares
quintes de toux. Sueurs très-abondantes le matin. Excré-
tion gazéuse fréquente par l'intestin. Pouls à 100. Mêmes
signes stéthoscopiques (5).

(5) Mensuration le 27 décembre :

Face sous le nez.......	0,45	centimètres.
Cou.................	0,34	—
Tronc sous les aisselles..	0,90	—
Au niveau de l'épigastre.	0,86	—
Ventre	0,79	—
Bras droit...........	0,30	—
Bras gauche	0,27	—
Cuisse droite.........	0,45	—
Mollet droit	0,30	—

31 décembre (19e jour). Je trouve mon malade en proie à une fièvre très-intense. Pouls à 148. Respiration, 36. La fièvre a débuté il y a deux jours sous l'influence d'un abcès furonculeux développé sur la paroi thoracique à gauche, j'observe le malade au moment de l'exacerbation qui se produit après deux heures.

Prescription. — Tisane nitrée, cataplasmes. Purgation.

Je constate une diminution très-considérable de l'emphysème, qui persiste cependant au cou, à la poitrine, au ventre, aux cuisses et aux bourses (6).

Le 4 janvier (23e jour). Capiod a eu trois accès réguliers de fièvre quotidienne. Je trouve encore un peu d'air à la partie supérieure des cuisses, les bourses ont encore le volume de deux poings (7).

Cuisse gauche	0,43	—
Mollet gauche	0,32	—

(6) Mensuration faite le 31 décembre :

Poitrine sous les aisselles,	0,89	centimètres.
Épigastre	0,74	—
Cou	0,32	—

(7) Mensuration le 4 janvier :

Tronc sous les aisselles.	0,85	centimètres.
Épigastre	0,82	—
Cou	0,30	—
Bras	0,235	—

Les régions mesurées sont tout à fait débarrassées de l'emphysème.

Prescription. — Cinq pilules de 10 centigrammes de sulfate de quinine quatre heures avant l'accès pendant trois jours.

Le 6 janvier (25e jour). La fièvre ne s'est pas reproduite. Pouls à 88. Respiration, 34.

Le 11 janvier. L'emphysème ne persiste qu'aux bourses. La toux est assez fréquente, les crachats abondants présentent les caractères de ceux de la bronchite. Les bruits anormaux que j'ai signalés se produisent toujours au siége que j'ai indiqué. Le malade a beaucoup maigri.

Prescription. — Huile de foie de morue, pastilles de kermès, tisane béchique.

16 janvier. La toux n'a pas diminué d'une manière bien sensible, mais l'appétit est assez bon et le sommeil est peu troublé. Pas de fièvre.

29 janvier. Amélioration très-notable. Le malade reprend des forces, il se lève.

3 février. Capiod est moins maigre déjà, il dort bien, il mange avec appétit, mais il tousse plus fréquemment dans la journée, il est très-essouflé ; l'expectoration est très-abondante. Il a pu sortir et demeurer sans en être incommodé pendant demi-heure sur le quai.

Prescription *ut supra*. — Emplâtre de poix de Bourgogne stibié.

10 février. Il n'existe plus d'emphysème aux bourses. L'état du malade est meilleur. Il se lève tous les jours et sort quelquefois.

Je ne le revois que le 15 mars, à mon cabinet. Depuis près d'un mois il n'a pas été réveillé une seule fois par la

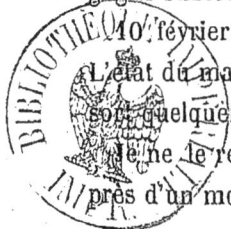

toux. Il supporte comme avant sa maladie tous les aliments, mais il est très-essoufflé après la marche et il ne
peut qu'avec beaucoup de peine monter les escaliers. La
percussion n'indique rien de particulier. L'auscultation
fournit les mêmes signes stéthoscopiques déjà signalés.
Depuis quelque temps des sueurs nocturnes abondantes
se produisent.

Prescription. — Huile de foie de morue, vin de quin-
quina, pilules tannin et opium.

18 mars. Sueurs nocturnes moins abondantes. État
général bon. Capiod a repris du corps et des forces. Il ira
passer un mois où deux dans son pays. Il boira beaucoup
de lait, de l'eau de goudron et continuera l'usage de l'huile
de foie de morue.

La quantité d'air extravasé peut être évaluée à douze
ou quinze litres. Les deux ponctions en ont évacué la
moitié à peu près ; le travail de résorption a mis presque
deux mois pour débarrasser complètement l'économie de
l'autre moitié. Je note, et ce résultat avait été prévu avant
que l'analyse ne fût faite, que la proportion d'oxygène
était inférieure à celle qui se trouve dans l'air ambiant.

Dans le but d'éclairer l'étiologie de cette maladie, j'ai
dû rechercher avec soin les diverses particularités fournies
par les antécédents de Capiod.

Il est âgé de 27 ans. Il est d'une corpulence et d'une
constitution moyennes, il n'a jamais été adonné aux excès.

Il est né à Thorigniat (Jura), où il a demeuré jusqu'à l'âge de 15 ans; dès qu'il a pu travailler, il a été berger. Il n'a eu dans son enfance qu'un impétigo larvalis et des bronchites toujours légères. Il n'a jamais eu d'hémoptysie et ne s'est jamais alité. Ces renseignements sont confirmés par deux de ses sœurs. De 15 à 20 ans il a été employé comme chauffeur à Vaise, chez un chaufournier. Pas d'interruption de service pendant tout ce temps; il ne s'est que très-rarement enrhumé.

De 20 à 23 ans, il a été chauffeur de machine chez un teinturier. Bonne santé pendant tout ce temps. De là il est allé dans une fabrique de produits chimiques où il est resté treize mois; il y travaillait à la fabrication du rouge d'aniline. Il a eu beaucoup à souffrir dans cette usine; il a été un jour presque complètement asphyxié; il est resté pendant plus de demi-heure sans connaissance; il était cyanosé.

Pendant treize mois ensuite, chez un tourneur en pierre à Villeurbanne, il n'a jamais interrompu son travail.

Entré au mois d'octobre 1863 à la gare de la Guillotière, où il était chargé d'un service très-pénible, il n'a interrompu son travail que pour un petit abcès au 3e doigt droit, suite de piqûre de cuivre. Il était à Perrache depuis le 1er juillet 1864. Pas de maladie, pas d'interruption de service (8). Quelques jours avant le 13 décembre, il a tra-

(8) Ses camarades m'ont dit qu'il travaillait toujours avec courage et énergie, mais qu'il était pris d'essoufflement après les efforts.

vaillé toute la journée à la pluie ; il a toussé dès le lendemain et par quintes fréquentes. Le 13, à six heures, sans
doute à la suite de violents efforts de toux, la déchirure
qui a donné lieu à l'emphysème a dû se produire. De ce
moment jusqu'à neuf heures, le malade a complètement
perdu le souvenir de ce qui s'est passé. Les hommes qui
l'ont secouru le croyant ivre ont cru faire assez en sa fa-
veur en le plaçant dans une voiture-écurie ; on l'a retrouvé
dans cet endroit au bout d'une demi-heure, la tête en bas,
les pieds sur le siége du conducteur. On l'a mené, suivant
l'usage établi, boire de l'eau d'arquebusade. Il était à peu
près sept heures quand on l'a laissé aller. Il a mis deux
heures pour se rendre à sa chambre, qui n'est qu'à un
kilomètre de la gare.

La déchirure pulmonaire ne peut avoir eu lieu qu'au
niveau d'une adhérence pleurétique, et il est facile d'admettre que, soumis pendant huit ans une grande partie de
la journée à une chaleur excessive notre malade ait éprouvé
de ces points pleurétiques fugaces qui se montrent souvent
chez les personnes qui passent sans précaution d'un milieu
dont la température est très-élevée à l'air froid. Des adhérences pleurétiques peuvent ainsi se produire sans réaction
inflammatoire bien sensible.

Les alternatives fréquentes d'extrême chaleur et de froid
auxquelles il a été soumis, les efforts qu'il a dû faire dans
toutes les situations où il s'est trouvé placé, l'action des
gaz délétères qu'il a subie pendant treize mois sont autant
de causes qui peuvent faire admettre une altération du
tissu pulmonaire, consistant dans une diminution de son

élasticité, et rendre compte avec les adhérences, dont l'existence n'est pas douteuse, de l'essouflement que le malade éprouvait avant la maladie qui nous occupe et qu'il éprouve depuis à un degré très-marqué. La percussion n'indique pas une sonorité plus marquée, mais quelques râles sibilants disséminés nous obligent à admettre chez lui un certain degré d'emphysème vésiculaire. Je pense que le 13 décembre, sous l'influence d'une toux violente, la déchirure d'une de ces adhérences aura amené la déchirure du tisssu pulmonaire correspondant, et je crois pouvoir expliquer ainsi la production de l'emphysème.

Après le saisissement inexprimable qu'il a ressenti au début de ce mal inconnu, le malade est resté pendant trois heures dans un état de stupeur ou d'ivresse dont il n'a pas conservé le souvenir ; il ne m'est pas permis de croire, si les renseignements que j'ai recueillis sont exacts, que l'ivresse alcoolique ait eu quelque part d'influence dans la production de cet état de stupeur. Pendant trois heures le malade s'est agité, il a toussé, il a fait sans doute des efforts de vomissements et s'est roulé à terre ; il a fait des efforts pour se débarrasser de l'ennemi qui le prenait à la gorge, et son agitation n'a pu aboutir qu'à augmenter la quantité de l'épanchement.

Notre malade n'avait-il, avant l'accident dont je m'occupe, qu'un emphysème vésiculaire et des adhérences pleurétiques ? Était-il, est-il tuberculeux ? L'existence de certains signes, qui ne sont pas, il est vrai, des signes pathognomoniques, nous montre comme probable l'existence de tubercules au sommet du poumon droit. Dans ce cas, l'explication des phénomènes qui se sont produits serait bien plus simple, et d'ailleurs deux membres très-autorisés de la Société des sciences médicales ont formellement admis l'existence d'une pneumophymie au début. Quoi qu'il en soit, il m'appartient naturellement de faire valoir les circonstances favorables, et je crois pouvoir tout expliquer : bruit expiratoire prolongé, rudesse de bruit respiratoire, résonnance de la voix et de la toux, par des adhérences et par des dépôts plastiques laissés par l'hémorrhagie pulmonaire.

19 mai 1865. Capiod est de retour de Thorigniat où il est resté depuis le 23 mars. Arrivé dans son pays après un voyage très-pénible, il a craché un peu de sang pendant trois jours. Pendant les huit semaines qu'il a passées à la campagne, ses fonctions digestives se sont très-bien accomplies, mais il a très-peu dormi. La toux avait complètement cessé après deux semaines; pendant un mois elle ne s'était plus montrée ; elle a reparu depuis quinze jours. L'expectoration est assez abondante ; elle offre les caractères observés dans la bronchite. L'essoufflement est très-marqué, la respiration toujours fréquente, 36. La *percussion* n'indique rien de particulier ; la sonorité de la paroi thoracique est parfaite des deux côtés en arrière; en avant elle est exagérée aux sommets.

L'*auscultation* fournit les signes ci-après : à droite en arrière, au niveau de la fosse sus-épineuse, léger ronchus; dans la fosse sous-épineuse, râle ronflant plus prononcé.

Respiration puérile à la partie inférieure du poumon, un peu de résonnance de la voix ; à droite, en avant, ronchus très-légers au sommet, un peu de résonnance de la voix. Rien de particulier du côté gauche. Ces bruits indiquent la persistance de la bronchite, une dilatation bronchique... Je me crois autorisé à maintenir le diagnostic : *Emphysème vésiculaire antérieur, adhérences, déchirure pulmonaire sous l'influence d'une bronchite très-aiguë, emphysème généralisé.*